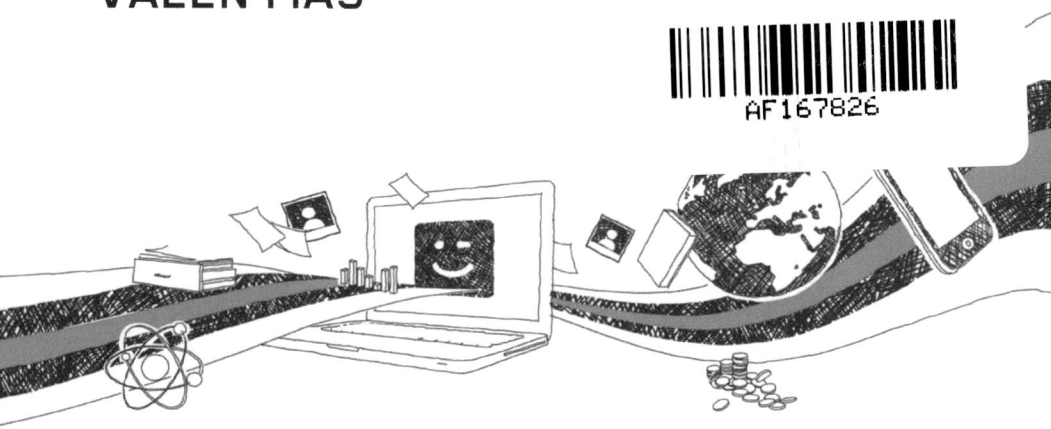
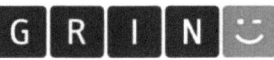

# Estado nutricional y su relación con las malformaciones dentales en la clínica del niño de la Universidad Jose Antonio Paéz, San Diego-Estado Carabobo, Venezuela 2012

Emilcarys Demonti

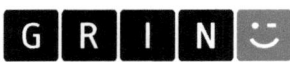

**Bibliographic information published by the German National Library:**

The German National Library lists this publication in the National Bibliography; detailed bibliographic data are available on the Internet at http://dnb.dnb.de.

ISBN: 9783346913296
This book is also available as an ebook.

REPÚBLICA BOLIVARIANA DE VENEZUELA

UNIVERSIDAD JOSÉ ANTONIO PÁEZ

FACULTAD CIENCIAS DE LA SALUD

ESCUELA DE ODONTOLOGÍA

# ESTADO NUTRICIONAL Y SU RELACION CON LAS MALFORMACIONES DENTALES EN LA CLINICA DEL NIÑO DE LA UNIVERSIDAD JOSE ANTONIO PAEZ. SAN DIEGO-ESTADO CARABOBO 2012

**Autores:**

Demonti Emilcarys

San Diego, Enero 2013

REPÚBLICA BOLIVARIANA DE VENEZUELA

UNIVERSIDAD JOSÉ ANTONIO PÁEZ

FACULTAD CIENCIAS DE LA SALUD

ESCUELA DE ODONTOLOGÍA

# ESTADO NUTRICIONAL Y SU RELACION CON LAS MALFORMACIONES DENTALES EN LA CLINICA DEL NIÑO DE LA UNIVERSIDAD JOSE ANTONIO PAEZ. SAN DIEGO-ESTADO CARABOBO 2012.

**Autores: Demonti Emilcarys**

## Resumen

El objetivo es determinar la relación entre el estado nutricional y las malformaciones dentales en la clínica del niño y del adolescente de la universidad José Antonio Páez en san diego. Edo Carabobo 2012. El tipo de investigación es descriptivo correlacional y se fundamenta con la investigación de campo, el diseño es transcesional correlacional. Se tomara un 30% de los pacientes que asisten a la clínica del niño y del adolescente que asistieron en el 2012. Es conveniente destacar que el estado nutricional nos ayuda a tener mejor vida y a prevenir cualquier alteración en nuestro organismo, por esto queremos hacer énfasis en que la desnutrición puede ocasionar alteraciones graves en nuestro desarrollo y especialmente en los dientes, es por eso que los resultados que se obtengan de esta investigación serán de gran ayuda para concientizar a la población sobre las consecuencias que ocasionan una mala nutrición sobre los dientes.

**Palabras Clave**: Desnutrición, Dientes, Estado Nutricional.

**INDICE**

# CAPITULO I

## EL PROBLEMA

## PLANTEAMIENTO DEL PROBLEMA

El estado nutricional es la situación en la que se encuentra una persona en relación con la ingesta y adaptaciones fisiológicas que tiene lugar tras el ingreso de nutrientes. La nutrición adecuada es un requisito indispensable para el logro potencial genético de crecimiento y desarrollo inherente a cada individuo, por lo que toda afectación del estado nutricional repercutirá en mayor o menor medida en el estado de desarrollo alcanzado.

Es un hecho indiscutible que la mayoría de los países en proceso de desarrollo tienen problemas para nutrirse adecuadamente, por un aporte insuficiente de calorías y proteínas esto se explica en parte por la inadecuada disponibilidad de los alimentos que es insuficiente con respecto a la demanda, lo que provoca un deterioro progresivo en el consumo aparente por personas.

Específicamente, El estado nutricional en países latinoamericanos como en Argentina en 1996 afirmaba que la desnutrición afectaba al 13% de los niños, determinando que durante este periodo vulnerable de la vida y sobre todo al comienzo del desarrollo del niño, se producen cambios irreversibles no solo físicos sino que también se traducen en el retraso del desarrollo intelectual, las proporciones del cuerpo, la calidad y textura de ciertos tejidos como los huesos y los dientes.

En relación en el caso de Venezuela en 1994 en su condición de país en vías de desarrollo, se encontraba en una difícil situación económica lo que determinaba que las clases más desposeídas presentaban grandes dificultades para adquirir los alimentos básicos de una dieta adecuada, llevando por consiguiente al desbalance nutricional de la población y provocando alteraciones en el desarrollo de los dientes.

Finalmente, nuestro mayor problema es ¿Cuál es la Relación entre el Estado Nutricional y las Malformaciones Dentales?

**OBJETIVO GENERAL:**

¿Determinar la relación entre el estado nutricional y las Malformaciones dentales en la clínica del niño de la Universidad José Antonio Páez en San Diego. Edo Carabobo 2012?

**OBJETIVOS ESPECIFICOS:**

1.- Indicar las características generales de los pacientes de la clínica del niño de la Universidad José Antonio Páez.

2.- Descubrir el estado nutricional de los pacientes de la clínica del niño en la Universidad José Antonio Páez.

3.- Identificar las Malformaciones dentales en pacientes de la clínica del niño en la Universidad José Antonio Páez.

4.- Determinar la relación entre el estado nutricional y las malformaciones dentales en pacientes de la clínica del niño de la Universidad José Antonio Páez.

## JUSTIFICACION DEL PROBLEMA

Este Proyecto de Investigación responde a la necesidad de identificar los factores que determinan la salud oral y la dieta, estas interaccionan de muchas maneras; por ejemplo, la nutrición influye en el desarrollo cráneo-facial y de la mucosa oral, tiene decisiva influencia sobre la aparición de enfermedades. Por otro lado, las enfermedades orales tienen un fuerte impacto sobre la capacidad de los individuos de alimentarse correctamente, instaurando un círculo vicioso que lleva a un progresivo estado de decaimiento orgánico. Así pues, la salud oral y la nutrición son sinérgicos: tanto las infecciones orales, como las afecciones afectan a las habilidades funcionales masticatorias y por ende el régimen alimentario y el estado nutricional.

Así mismo, la nutrición y la dieta influyen en la integridad de la cavidad oral y contribuyen a la progresión de las enfermedades orales, finalmente la pérdida de dientes, causando dolor, ansiedad y depresión, tiene un impacto negativo sobre las capacidades sociales. Si es cierto que estamos hechos de lo que comemos y que todo lo que comemos pasa por la boca, se puede entender fácilmente cuán estrechas y complejas son las relaciones recíprocas entre dieta, nutrición y fisiopatología de la cavidad bucal.

Es conveniente destacar, que el estado nutricional nos ayuda a tener mejor vida y a prevenir cualquier alteración en nuestro organismo, por esto queremos hacer énfasis en que la desnutrición puede ocasionarnos alteraciones graves en nuestro desarrollo, especialmente en los dientes; con esta problemática que se está presentando, los estudiantes de odontología que están cursando la clínica del niño y del adolescente en la Universidad José Antonio Páez, deben tomar en cuenta el llenado minucioso de la historia clínica y hacer énfasis en la nutrición del paciente, así podemos determinar cualquier malformación dentaria.

Es por eso que los resultados que se obtengan de esta investigación serán de gran ayuda para concientizar a la población sobre las consecuencias que ocasionan una mala nutrición sobre los dientes.

# CAPITULO II

## MARCO TEORICO

## ANTECEDENTES DE LA INVESTIGACION

Farías M; Lapadula G; Márquez C; entre otros; (2007). **"Prevalencia de Maloclusiones en relación con el estado nutricional en niño(as) entre 5-10 años de edad de la Unidad Educativa Bolivariana Bachiller José L. Aristigueta, (Ciudad Bolívar) Estado Bolívar. Venezuela. Periodo octubre 2007- Enero 2008".** Se realizo un estudio en relación al estado nutricional y la prevalencia de maloclusiones de un grupo de niños entre 5 y 10 años, pertenecientes a la unidad educativa Bolivariana Br. "José Luis Aristigueta", en la parroquia catedral de la ciudad de bolívar, estado Aragua. La población estudiada fue de 90 escolares y la muestra está representada por 48 niños y niñas que corresponden al 50% de la población; según un estudio previamente realizado por el sistema de vigilancia alimenticia y nutrición del estado bolívar, donde se clasifico a los niños según las tablas de talla y peso de la OMS. Como resultado que la relación estado nutricional- maloclusión en hembras y varones, se pudo observar que el total de las muestras presentan maloclusiones, siendo la neutrooclusión mas predominante en niñas, mientras en niños se presento variación de las maloclusiones dentarias en alto nivel con estado nutricional normal; así como también en niños con malnutrición con déficit se observo presencia de maloclusión clase II. Este articulo aporta a la presente investigación que el estado nutricional Prevalece mas en niños que en niñas y las variaciones de maloclusión son mayores.

Quiñones M; Pérez L; Ferro P; Martínez H; Santana S. (2006). **"Estado de salud bucal y su relación con el estado nutricional en niños de 2 a 5 años".** Se realizo un estudio analítico de tipo de casos y testigos en el municipio Bauta, provincia La habana, en el periodo comprendido de junio del 2005 hasta junio del 2006. En este estudio la población fue de 2408 niños comprendido entre edades de 2 a 5 años, del cual se extrajo una muestra de 400 niños, se evaluaron el estado de salud bucal, estado nutricional, presencia de caries, maloclusiones y gingivitis; donde el resultado fue de 9,5% de los niños mal nutridos por defecto mostraron afectación en el estado de salud bucal, 28,8 %

de los niños con déficit Pondo-estatural presentaron caries, 52 % de estos, gingivitis y el 60 % maloclusión. En conclusión el déficit pondo-estatural incremento la prevalencia de las afecciones bucales estudiadas. El estado de salud bucal estuvo asociado significativamente al estado nutricional. Este artículo ayuda a la investigación a determinar que los problemas que presenta la salud bucal son las maloclusiones dentarias.

Quiñones M; Ferro P; Pumariega V; Cordero C; Calzadilla A. (2006). **"Relación de afección bucales con el estado nutricional en escolares de primaria del municipio Bauta"**. Cuba. Se realizo un estudio en relación al estado nutricional y la prevalencia de maloclusiones; para ellos se tomaron en cuenta 52 escolares de un grupo de niños entre 5 y 10 años, pertenecientes a la unidad educativa Bolivariana Br. "José Luis Aristigueta", en la parroquia catedral de la ciudad de bolívar, estado Aragua, de ellos 26 fueron normo peso y 26 con trastornos nutricionales; de estos últimos 14 delgados y 12 bajo peso. Las variables analizadas fueron edad, estado nutricional, los índices ceo y CPOD, la presencia de maloclusiones, así como el índice de PMA. Se encontraron elevados los índices de ceo 1,50 y CPOD 0,66 en los niños con trastornos nutricionales, mientras que en los normo-peso fueron de 0,73 y 0,53, para el ceo y CPOD, respectivamente. Se observo alta prevalencia de maloclusiones en los bajo peso con 66,6 % y 46,15 % en los normo-peso, y un elevado porcentaje de gingivitis en niños delgados y bajo peso 14,28 5 respectivamente, mientras que en los normo-peso fue de 23,07 %. .Este articulo aporta que el estado nutricional Prevalece mas en niños que en niñas y las variaciones de maloclusión son mayores.

Páez R. (2004), **"Repercusión del estado nutricional en el desarrollo dentario y esqueletal de escolares de Tucuman"**, Argentina. La población estudiada estuvo compuesta en su totalidad de los niños de 8 a 12 años de la escuela N° 49 Juan Bautista Alberdi, de san miguel de Tucumán; se tomo como muestra aleatoria de tamaño 98 con error de muestreo del 8%. Se le realizaron Estudios radiográficos de carpal para determinar la edad ósea y dentaria, además se registro el peso y la talla para determinar el estado nutricional. Este estudio es un reflejo de lo que sucede en la población de provincia, es por lo tanto un desafío para los efectos de salud, ya que se encontró un

10% más de niños desnutridos que lo reportado. En el grupo de niños desnutridos, se encontró que existía una diferencia significativa entre la edad cronológica con la edad ósea. Este retardo madurativo óseo también fue reportado por otros autores como Fleshman (2000), Gulati (1991) y Vallejo-Bolaños (1998). Estos dos últimos autores han informado además un retardo en la edad dentaria asociada a la desnutrición. En conclusión, para este grupo de escolares, la edad ósea de los niños desnutridos es significativamente inferior que la edad cronológica. Con este artículo se puede conocer como el estado nutricional puede influenciar el desarrollo óseo y dentario.

## BASES TEORICAS

### Estado Nutricional según Sarria A. (2003)

Es la situación en la que se encuentra una persona en relación con la ingesta y adaptación fisiológica que tiene lugar tras el ingreso de nutrientes.

### Nutrición según OMS (2012)

La nutrición es la ingesta de alimentos en relación con las necesidades dietéticas del organismo. Una buena nutrición (una dieta suficiente y equilibrada combinada con el ejercicio físico regular) es un elemento fundamental de la buena salud.

Una mala nutrición puede reducir la inmunidad, aumentar la vulnerabilidad a las enfermedades, alterar el desarrollo físico y mental, y reducir la productividad.

### Nutrientes Según la LaBarbera M. (2012)

Son los componentes de los alimentos que el cuerpo necesita para crecer, luchar contra la enfermedad, y proporcionar la energía para apoyar a todo los sistemas del cuerpo, órganos y funciones que mantienen a su cuerpo saludable y fuerte. El cuerpo obtiene la mayor parte de sus nutrientes de los alimentos. Los alimentos que son ricos en nutrientes son a menudo llamados alimentos "denso en nutrientes". Estos son alimentos como vegetales y frutas. Todos los alimentos naturales que provienen de los 5 grupos alimenticios proporcionan al cuerpo los nutrientes que necesita.

Una nutrición adecuada tiene tres objetivos principales:

**a) Función energética**: aporte de energía para el organismo realice sus funciones. La energía que consumimos debe satisfacer al metabolismo para poder así realizar las funciones vitales por ejemplo, temperatura corporal, la respiración, y el gasto energético por actividad que es la que se necesita para realizar cualquier trabajo.

**b) Función plástica**: suministro de materiales para la formación y renovación de las propias estructuras orgánicas.

**c) Función reguladora o protectora**: aporte de sustancias necesarias para la regulación de los procesos metabólicos que continuamente se verifican en el organismo.

### Factores que intervienen en la nutrición según Farías M. (2007-2008)

Uno de los factores más importantes relacionados con la nutrición es el ambiente socioeconómico que rodea al individuo, y al cual se quiere evaluar su estado nutricional. Algunos pacientes sufren de algún tipo de malnutrición por dificultades en la adquisición de alimentos, por distorsiones de la vida familiar como desempleo, drogadicción, etc., o porque los padres no poseen adecuados conocimientos sobre alimentación.

### Desnutrición según OMS (2008-2012)

Es un estado patológico provocado por la falta de ingesta o absorción de alimentos o por estados de exceso de gastos metabólicos. En función de la carencia de uno o varios nutrientes. De acuerdo a la gravedad del cuadro, dicha enfermedad puede ser dividida en primer, segundo y hasta tercer grado.

### Grados de malnutrición según Farías M. (2007-2008)

**a) Primer grado**: de 10 a 25% por debajo del peso normal. El niño no sube de peso, después se detiene su crecimiento. El tejido adiposo se vuelve flácido. Cuando el afectado es un bebe llora mucho; si el niño es mayor, no quiere ni jugar porque no tiene fuerza.

**b) Segundo grado**: de 26 a 40% por debajo del peso normal. Los músculos se vuelven flácidos. Los niños no crecen ni suben de peso, se sienten débiles y sin fuerza. Pueden presentarse trastornos digestivos y diarrea. La piel es seca y se presentan grietas en las comisuras de la boca.

**c) Tercer grado:** Marasmo: ocurre en los lactantes y causa inanición.

La desnutrición es, según el Fondo de Naciones Unidas para la Infancia (UNICEF), la principal causa de muerte de lactantes y niños pequeños en países en vía de desarrollo. Por eso, prevenir esta enfermedad se ha convertido en una prioridad para la Organización Mundial de la Salud (OMS)

### Malformaciones Dentales según Pérez F. (2006)

La mayoría de las Deformaciones dentales ocurren entre la sexta y octava semana de vida intrauterina debido a que en este periodo se produce la transformación de estructuras embrionarias importantes como son el saco dentario, papila dentaria y el órgano dentario que en el proceso de Histodiferenciación darán lugar a la formación del esmalte, dentina y cemento.

La odontogénesis es el proceso de formación del diente, el cual es continuo se inicia con la formación de la corona y termina con la formación de la raíz, la capacidad de formación de la dentina continua durante toda la vida del diente.

Las anomalías dentales son malformaciones congénitas de los tejidos del diente que se dan por falta o por aumento en el desarrollo de estos, estas pueden ser de forma, numero, tamaño, de estructuras, de posición incluso pueden provocar retraso en el cambio de los deciduos a los permanentes y en algunas ocasiones falta desarrollo de los maxilares, de todas estas anomalías en este trabajo se hará referencia a las relacionadas con la nutrición.

**La Nutrición y el desarrollo dentario según The American Dental Hygiene Association. (2005)**

La nutrición afecta el desarrollo dentario, como es habitual en otros aspectos fisiológicos de crecimiento. Los nutrientes esenciales implicados en el mantenimiento de una fisiológica dental correcta son el calcio, fosforo, flúor y las vitaminas A, C y D. el calcio y el fosfato, como componentes de los cristales de hidróxiapatita, son necesarios estructuralmente; sus niveles séricos están controlados, entre otros factores, por la vitamina D. la vitamina A es necesaria para la formación de queratina, tal y como la vitamina C lo es para el colágeno. El flúor se incorpora en los cristales de hidróxiapatita incrementando su resistencia la desmineralización y por, tanto, a su caída.

Las deficiencias en dicha nutrientes pueden repercutir en muchos aspectos del desarrollo dentario. Cuando se da una carencia de calcio, fósforos o vitamina D, se produce una desmineralización que debilita la estructura. Un déficit de vitamina A puede ocasionar una reducción de la cantidad de esmalte formado. Un nivel bajo de flúor produce una mayor desmineralización por exposición a entornos ácidos, e incluso retrasa la remineralización. No obstante, un exceso de flúor puede ocasionar patologías, como es el caso de la fluorosis.

**Entre las causas dentales por desnutrición tenemos según Farías M. (2007-2008)**

**Anomalías del Esmalte como:**

**a) Hipoplasia del esmalte**: es un defecto cuantitativo de la formación de esmalte. Se refiere a una disminución de la cantidad de esmalte formado y no a la calidad de la calcificación. Puede ser:

- **Leve:** se observa como picadura de la superficie del esmalte.

- **Acentuado**: cuando desarrolla una línea horizontal que atraviesa el esmalte de la corona.

**Los factores que originan la hipoplasia del esmalte son:**

a) Factores locales

b) Factores hereditarios

**c) Factores Sistémicos del Esmalte:** esta alteración se presenta como resultado de enfermedades generales o sistémicas que padece el paciente en el momento de la formación del esmalte. La hipoplasia tiene aspecto simétrico, afecta a todos los dientes que se están desarrollando en ese periodo.

Son múltiples las causas o alteraciones sistémicas que la ocasionan:

a) Hipocalcemia

b) Deficiencia nutricional y fiebres Exantematosas

c) Síndrome nefrótico

d) Asociación con alergias

e) Fluorosis y dosis excesivas de tetraciclina, etc.

**Anomalías de Posición como:**

**El apiñamiento**

La Dra. Olga Prieto (2009), dice que últimamente en España se ha incrementado el apiñamiento dental a causa de una incorrecta alimentación, respirar por la boca y algunos malos hábitos adquiridos, sobre todo en la infancia.

Se recomienda a los padres no abusar de las comidas blandas como cereales y comidas de bebe, pues "ingerir este tipo de alimentos hace que los músculos y los huesos se vuelvan débiles y no se desarrollen correctamente". "es aconsejable ir añadiendo poco a poco comidas más duras en su dieta, como manzanas o carnes, para que empiecen a masticar".

Otra costumbre que induce al apiñamiento es la succión digital, que en el niño se produce cuando se chupan el dedo, usan chupetes durante más tiempo del necesario o siguen usando el biberón después de los tres años, lo que "puede descolocar los dientes y afectar el paladar".

Las personas con este tipo de anomalía pueden tener problemas a la hora de hablar, por la dificultad que experimentan para pronunciar correctamente algunos sonidos; para comer, ya que no mastican bien. Así mismo, puede causar problemas en las articulaciones de la mandíbula, otro problema es la acumulación de placa bacteriana y cálculo dental, esto aumenta la incidencia de caries dental.

**b) Desnutrición y Retraso en la erupción dentaria**

Según Álvarez, et al. (2008). Se estudio la relación entre malnutrición y caries y desarrollo dental, se determino que existe una asociación entre la malnutrición producida durante el primer año de vida y el retraso de la erupción de la dentición temporal; sin embargo, parece ser que la erupción de los dientes permanentes se ve acelerada.

En el estudio de Agarwal, et al. (2008). Se observo una secuencia de erupción de la dentición temporal similar en niños bien nutridos y en niños mal nutridos, pero estos últimos presentaban un retraso de la erupción. También agrego que la falta de vitamina D durante la infancia causa retrasos en la aparición de los dientes temporales y permanentes y modifica el orden en el que los dientes salen.

# DEFINICION DE TERMINOS

**Caries:** Es una enfermedad multifactorial que se caracteriza por la desnutrición de los tejidos del diente como consecuencia de la desmineralización provocada por los ácidos que genera la placa bacteriana.

**Ceo:** Índice epidemiológico que se utiliza en dientes temporarios para determinar C: caries, ei: extracción indicada y o: dientes obturados

**CPOD:** Índice epidemiológico que se utiliza en dientes permanentes para determinar C: caries, E: Extraídos, EI: extracciones indicadas, O: obturados y S: dientes sanos.

**Desmineralización:** Eliminación de los minerales.

**Fiebres Exantematosas:** son enfermedades infecciosas que se caracterizan por la aparición de una erupción cutánea específicamente, como el sarampión, la viruela, el tifus, la fiebre botonosa, etc.

**Fluorosis**: es una Anomalía de la cavidad oral ocasionada por la excesiva ingesta de flúor.

**Hipocalcemia:** Disminución de los niveles de calcio en el organismo.

**Malformaciones:** son alteraciones de la forma producida por un trastorno del desarrollo.

**Marasmo**: Se produce por deficiencia calórica y proteica en el primer año de vida.

**OMS:** Organización mundial de la salud.

**Pondo- estatural:** es un signo físico que nos indica que el niño no está recibiendo una nutrición adecuada para su normal crecimiento y desarrollo.

**Radiografía carpal:** la interpretación de la radiografía de la mano o carpal, se basa en diversos factores de desarrollo y maduración de los huesos.

**Síndrome nefrótico:** trastorno renal causado por un conjunto de enfermedades.

# CAPITULO III

## MARCO METODOLOGICO

## TIPOS DE INVESTIGACION

### Tipo de Investigación Descriptiva Correlacional

Según Arias (2006) Consiste en la caracterización de un hecho, fenómeno, individuo o grupo, con el fin de establecer su estructura o comportamiento. Los resultados de este tipo de investigación se ubican en un nivel intermedio en cuanto a la profundidad de los conocimientos se refiere.

"Los estudios correlaciónales son un tipo de investigación descriptiva que trata de determinar el grado de relación existente entre las variables." (Ary, Jacobs y Razavieh, 1989, p. 318).

Según Arias (2006) "Es la que consiste en la recolección de datos directamente de los sujetos investigados o de la realidad que ocurre los hechos (datos primarios), sin manipular o controlar variable alguna, es decir, el investigador tiene la información pero no altera la condición existente. De allí su carácter de investigación no experimental." (p. 31).

Se fundamenta con la investigación de campo debido a que recolectamos datos primarios en las historias clínicas, de los pacientes de clínica del niño y el adolescente en lo que nos abocamos a estudiar fenómenos de la realidad misma donde se producen sin alterar o manipular las variables ya que se perdería la naturalidad en el que se desenvuelve los hechos a estudiar.

## DISEÑO DE LA INVESTIGACION

### Diseño Transaccional correlacional.

### Población

Según Arias (2006)... "Es un conjunto finito o infinito de elementos o características comunes para los cuales serán extensivas las conclusiones de la investigación. Esta queda ilimitada por el problema y los objetivos de estudio." (p. 81).

En este caso, nuestra población será los pacientes que asisten a la clínica del niños y adolescentes de la Universidad José Antonio Páez.

### Muestra

Cuando por diversas razones resulta imposible abarcar la totalidad de los elementos que conforman la población accesible, se recurre a la selección de la muestra la cual, es un subconjunto representativo y finito que se extrae de la población accesible.

Según Arias (2006)..." En este sentido, una muestra representativa es aquella que por su tamaño o características similares a las del conjunto, permite hacer inferencias o generalizar los resultados al resto de la población, con un margen de error conocido". (p.83).

Sin embargo, nuestra muestra será tomar el 30% de los pacientes que asisten a la clínica del niño y del adolescente de la universidad José Antonio Páez para que sea representativo.

### Técnica de Recolección de Datos

Según Ramírez (1999) "Una técnica es un procedimiento mas o menos estandarizado que se ha utilizado con éxito en el ámbito de la ciencia. De las técnicas más frecuentes utilizadas en las ciencias sociales tenemos por ejemplo, la técnica de la observación y sus variantes, como la observación participante, la encuesta y la entrevista.

El instrumento de recolección de datos es un dispositivo de su trato material que sirve para registrar los datos obtenidos, a través de las diferentes fuentes". (p.137)

**Procedimientos**

Para llevar a cabo el cumplimiento de los objetivos específicos es necesario la ayuda de las historias clínicas para extraer datos primarios como son, percentil en cuanto a talla y peso, datos de odontodiagrama, características resaltantes en cuanto a malformaciones dentales, estado nutricional, estas variables serán llevados a una tabla de valores (TDV) para su representación.

**Variable**

Según Arias (2006) "Es una característica o cualidad; magnitud o cantidad, que puede sufrir cambios, y que es objeto de análisis, medición, manipulación o control en una investigación."

**Variables Dependiente:** Estado nutricional y malformaciones dentales.

**Variable Independiente**: Relación que existe entre estado nutricional y las malformaciones dentales.

# BIBLIOGRAFIA

- Farías M; Lapadula G; entre otros (2007). Prevalencia de maloclusiones en relación con el estado nutricional en niños entre 5-10 años de edad de la unidad educativa bolivariana bachiller José L. Aristigueta, (ciudad Bolívar) estado Bolívar. *Revista latinoamericana de ortodoncia y odontopediatria.*

- FICH, R. (1990). Presentación de caso clínico: Hipoplasia del Esmalte, Postgrado de Odontopediatría. Universidad Central de Venezuela, Caracas.

- Organización Mundial de la Salud (2012). Nutrición.

- Organización Mundial de la Salud (2008- 2012). Desnutrición.

- Páez R. (2004). Repercusión del estado nutricional en el desarrollo dentario y esquelético de escolares de Tucumán. Caracas- Venezuela. *Acta Odontológica Venezuela.*

- Perez F. (2006). Malformaciones dentales.

- Prieto O. (2009). Apiñamiento Dental.

- Quiñones M; Perez L; entre otros (2006). Estado de salud bucal, su relación con el estado nutricional en niños de 2 a 5 años. Habana-Cuba. *Revista cubana de estomatología.*

- Quiñones M; Ferro P; entre otros (2006). Relación de afecciones bucales con el estado nutricional en escolares de primaria del municipio Bauta. Habana-Cuba. *Revista cubana de estomatología.*

- Sarria A. (2003). Estado nutricional.

- The American Dental Hygiene Association (2005). Nutrición y desarrollo dentario.

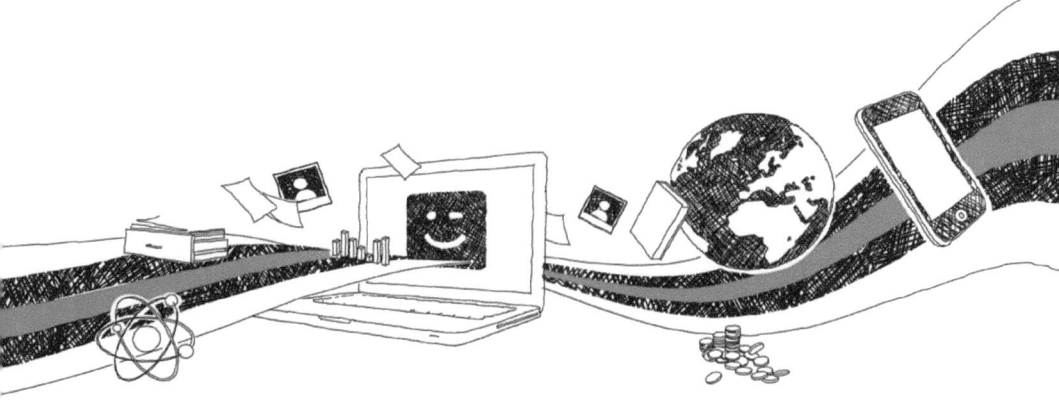
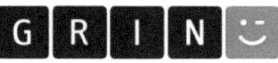